Te $^{65}_{50}$

DE LA MUSIQUE INSTRUMENTALE

DANS LES

ASILES D'ALIÉNÉS

UNE VISITE A QUATRE-MARES

(Près Rouen),

PAR

MICHEL PALLAS.

PRIX : 25 CENTIMES.

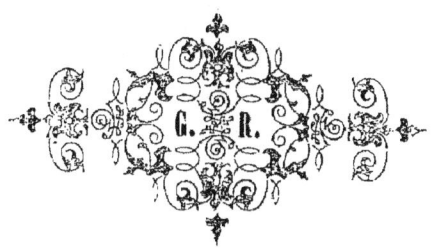

ROUEN.
IMPRIMERIE DE GIROUX ET RENAUX, ÉDITEURS,
Rue de l'Hôpital, 25.
1860

I

Le 28 août dernier, les personnes invitées à l'inauguration de la chapelle de Quatre-Mares eurent l'occasion d'entendre pendant la cérémonie plusieurs morceaux de musique instrumentale exécutés par des aliénés, non pas des solos de tel ou tel instrument appris pour le besoin du moment, mais bien des morceaux dans lesquels les exécutants avaient chacun une partie distincte concourant à un ensemble harmonique. Ce fait fut remarqué par le public d'élite qui composait l'auditoire et provoqua un étonnement général. On se demandait comment M. Briens, leur professeur, avait pu soumettre à un enseignement *méthodique* ces intelligences malades ; par quel prodige de patience habile et ingénieuse il avait pu en obtenir une docilité suffisante, une force d'attention assez soutenue, pour arriver à un résultat capable d'intéresser même des oreilles musicales. C'est sur le bruit de ces rapports élogieux que je fus à mon tour pris de la curiosité d'entendre les singuliers élèves de M. Briens et d'assister à une de ses leçons. Je lui écrivis donc à ce sujet ; il se mit avec empressement à ma disposition, et par un des beaux jours d'octobre dernier nous nous acheminâmes vers Quatre-Mares.

Ce ne fut pas sans une certaine émotion que je franchis pour la première fois le seuil de cet établissement, asile des misères les plus dignes, entre toutes, de pitié et de sympathie. M. le directeur étant absent, je fus reçu par M. Goubot, surveillant en chef, qui en apprenant mon désir n'hésita pas à me mettre à même de le satisfaire. — Après avoir traversé deux vastes cours ornées de gazons, de fleurs et de plantations qui en rendent l'aspect très-agréable, nous arrivâmes dans une troisième enceinte, où se trouve la chapelle récemment inaugurée. Là, M. Briens avec un cornet à pistons, sonna trois fois l'appel ordinaire, et au bout de quelques minutes je vis sortir des bâtiments et de divers côtés les élèves munis chacun de son instrument ; bien peu manquaient, car la leçon de musique a pour tous un grand attrait. Ils s'y rendent avec plaisir ; c'est un moment de trêve à leurs souffrances, à l'importunité de leurs souvevenirs, aux défiances de leur imagination.

Quand les élèves furent à peu près tous réunis, je passai avec eux dans la salle réservée à leurs études musicales. Ils se disposèrent sur deux rangs en silence et avec le plus grand ordre.

Pendant qu'on prenait l'accord, j'examinai les instruments : je comptai deux flûtes tierces, — un sax-soprano (petit bugle *mi-b.*), — quatre cornets à pistons dont deux premiers et deux seconds, — cinq sax-horn (alto), — un ophicléide (alto), — deux trombonnes, — cinq ophicléides (*si-b.*), — un sax-horn (contrebasse, *mi-b.*), — une grosse caisse, — une caisse claire, — un triangle et castagnettes, — une paire de cymbales. C'était bien là un orchestre complet dans les limites d'une fanfare. Je demandai si c'était tout et il me fut répondu qu'il y avait encore entre les mains de nouveaux élèves une petite flûte, —cinq cornets,—deux contralto (*si-b.*),—un trombonne, — deux ophicléides (*si-b.*), ce qui portera à trent-six le nombre des exécutants quand les élèves seront en état de faire leur partie. Je dois dire que parmi les vingt-cinq musiciens présents cinq seulement n'étaient pas des pensionnaires de l'établissement, c'étaient le surveillant en chef, le professeur et trois gardiens ou infirmiers.

Enfin chacun est prêt et a les yeux fixés sur sa partie *notée*. M. Briens donne le signal : l'attaque est faite franchement et avec une sûreté qui ne se dément pas jusqu'à la fin du morceau. Ce qu'il y avait surtout de curieux à étudier, c'était la physionomie des exécutants. Chez les uns, le regard était devenu moins terne et plus intelligent ; chez les autres, le pied battant régulièrement la mesure, l'attitude du corps plus droite et plus animée, témoignaient que l'esprit subissait la douce influence du rhythme ; chez tous, on voyait une grande application et un vif désir de bien faire. — Je venais d'entendre une marche ; on passa à un boléro, puis à une valse, morceaux plus chargés de notes et d'un rhythme plus difficile à saisir. Les élèves de M. Briens s'en tirèrent à leur honneur : observations des nuances indiquées, rentrées, solos, rien n'échoua. Je remarquai même un point d'orgue rendu par la flûte avec délicatesse, et, chose ce que je n'aurais pas cru possible avec des instruments aussi bruyants, j'entendis très-distinctement dans le trio du boléro un motif en duo exécuté par les deux flûtes, tant les accompagnateurs mirent de soin à ne pas l'étouffer ; la justesse de leurs sons n'en souffrit pas, ce qui prouve non-seulement qu'ils sentent ce qu'ils font, mais encore qu'ils sont maîtres de leur embouchure. On sait que la batterie, qui se compose d'une grosse caisse, d'une caisse claire, d'un triangle et de cymbales, ne donnant que dans les *forte*, a souvent des mesures à compter ; elle exige de ceux qui la conduisent une grande précision pour frapper à point ;

eh bien ! quoique tenue par des aliénés, elle ne s'égara pas une seule fois pendant une assez longue séance. (1)

J'étais suffisamment convaincu que les éloges accordés à la fanfare organisée et dirigée par M. Briens n'avaient rien d'exagéré, mais la fin de la séance me réservait d'autres surprises. — Les élèves sortirent dans la cour et se mirent à exécuter un pas redoublé, en marchant au pas avec une grande régularité. Ce dernier détail est loin d'être insignifiant, si l'on songe qu'il s'agit ici d'aliénés. Après le pas redoublé, les élèves se rangèrent en cercle et me firent entendre un dernier morceau, sans le concours du professeur, du surveillant en chef et des trois gardiens. L'absence de cinq instruments faisait un vide dont il était facile de s'apercevoir, mais aucune partie essentielle ne manquait. Le professeur avait voulu me montrer que ses élèves, livrés à eux-mêmes, étaient capables de donner

---

(1) Il n'est pas d'usage qu'une fanfare soit pourvue d'une batterie ; mais M. Briens l'a ajoutée, voulant faire participer à cette récréation musicale plusieurs malades que leurs infirmités rendaient impropres à l'étude d'un instrument : pour lui le but humain passait avant le but artistique. Du reste, cette batterie, servant à accentuer plus vivement les *forte* et le rhythme, produit un excellent effet pour les exécutants eux-mêmes et pour l'auditoire ordinaire qui les écoute.

une bonne opinion de leur savoir. J'appris encore que les jours de promenade cette fanfare marchait en tête des pensionnaires et ne contribuait pas peu à entretenir la gaîté parmi eux et à varier les plaisirs de leur excursion.

Parmi mes lecteurs, il s'en trouvera qui douteront, non de la vérité de mon récit, mais qui penseront qu'on a choisi pour élèves des convalescents ou des malades ayant déjà étudié la musique avant d'entrer dans la maison. S'il en était ainsi, le résultat de cette tentative serait encore très-méritoire; à plus forte raison doit-il être signalé quand il a été obtenu dans des conditions beaucoup moins favorables. Le professeur n'a pris et ne pouvait prendre que des hommes de bonne volonté; ceux qui se sont présentés sont pour la plupart indigents, âgés et ne savent pas tous lire. Parmi eux on compte au moins un tiers d'incurables.

II

Etais-je en face d'un fait exceptionnel, unique, comme on me l'affirmait, ou d'un fait ordinaire se reproduisant dans les maisons d'aliénés bien dirigées? Voilà ce qu'il me restait à savoir. Je demandai à un médecin de mes amis de me renseigner à ce sujet et il me fournit un document précieux. C'était un numéro de *l'Union médicale* (23 août 1860), où il est précisément question de la musique dans les asiles d'aliénés. La fanfare de Quatre-Mares y est mentionnée en termes qui confirment ce que je viens d'en dire moi-même. C'est pour cela que je ne puis mieux faire que d'en citer une partie ; M. Brierre de Boismont, auteur de l'article, s'exprime ainsi :

« Les musiciens, au nombre de trente environ,

convalescents, chroniques, épileptiques, déments, imbéciles, s'étaient installés au-dessous de l'appartement où nous étions réunis. Chacun avait sa partie notée, fixée sur son instrument, et leur attention était vraiment remarquable. M. Briens battait la mesure avec l'animation qu'il aurait mise dans un concert public ; on sentait qu'il était heureux et fier de commander à de pareilles volontés. Nous descendîmes dans la cour, pour observer de plus près les acteurs de cette scène, si digne d'intérêt. Chez quelques-uns, l'œil avait l'éclat de la vie spirituelle ; chez d'autres, il avait perdu son reflet ; mais malgré la diversité de ces éléments, l'harmonie n'en était pas moins parfaite. Tous ces malades avaient appris à lire la musique ; un d'eux n'avait commencé ses études que depuis deux mois. — A la marche succédèrent des boléros, des valses et des polkas de la composition du maître. Il n'y aurait eu que justice à lui en faire compliment ; mais, ce que j'admirais et ce que je ne pouvais assez louer, c'étaient la patience, la persévérance et le dévoûment qu'il lui avait fallu pour discipliner de semblables élèves. »

M. Brierre de Boismont cite dans sa revue un duo de piano et guitare qu'il a entendu exécuter par deux aliénés à l'asile d'Aversa, près de Naples ; mais il ne dit pas, ce qui serait d'ailleurs invraisemblable, que les exécutants eussent puisé leurs connaissances musicales dans l'établissement même. Il a également entendu à la Senavra, asile de la province de Milan, un orchestre de quatorze instruments consistant en cinq flûtes, cinq trombonnes, quatre cors à pistons. Ce n'était pas là, comme on le voit, un orchestre sérieux ; il n'en pouvait résulter qu'une harmonie bizarre et toute de fantaisie. Le directeur de la Senavra se sera enquis sans doute de tous les aliénés qui avaient étudié la musique avant de devenir ses pensionnaires ; il les aura réunis pour former un ensemble quelconque, et le professeur aura arrangé tant bien que mal des morceaux pour les instruments qu'il avait à diriger. Mais ce n'est pas à ce dernier qu'appartenait l'initiative de l'instruction musicale ; s'il eût été le maître de composer son orchestre, il ne lui serait jamais venu à l'idée d'associer cinq flûtes, cinq trombonnes et quatre cors à pistons.

Ces deux exemples d'exercices de musique instrumentale, les seuls que M. Brierre de Boismont ait rencontrés dans ses voyages, n'offrent rien de concluant sur la possibilité d'enseigner la musique et l'étude des instruments aux aliénés, et ne peuvent à aucun point de vue soutenir la comparaison avec ce qui se fait à Quatre-Mares. Si M. Brierre de Boismont ne le dit pas, cela du moins ressort clairement de son récit. A Aversa, à la Senavra, nous voyons une mise en œuvre avec des intrumentistes déjà exercés ; tentative louable sans doute, mais qui ressemble à toutes celles que l'on fait partout sur les aliénés tranquilles pour les utiliser dans les travaux du métier qu'ils exerçaient avant d'être malades. A Quatre-Mares, au contraire, les élèves qui ont servi à l'expérience, excepté un ou deux, n'ont étudié antérieurement aucun instrument ; de plus, ils ont toujours été étrangers à toute culture intellectuelle. Il n'y avait donc pas à compter de leur part sur les souvenirs d'une éducation première ; tout était véritablement à créer. Cette tentative et le succès qui l'a couronnée constituent un fait vraiment nouveau et dont on ne peut méconnaître la valeur.

Comment ce fait s'est-il produit? S'est-il rencontré un professeur qui ait eu assez de confiance en lui-même pour concevoir la possibilité d'obtenir un résultat sérieux en enseignant *méthodiquement* la musique instrumentale à des aliénés ? Non, assurément ; ce professeur eût passé lui-même pour un aliéné. Ce n'est pas qu'on dédaigne l'influence de la musique dans les asiles ; on l'apprécie au contraire beaucoup et l'on s'attache à en tirer parti soit en procurant aux malades l'audition de quelques morceaux bien exécutés par des étrangers, soit en leur apprenant, mais sans principes et sans connaissances préliminaires, des airs de chant ou d'instrument. On ne peut pas appeler cela un enseignement, et dans tous les cas on ne le considère que comme une simple récréation ; on n'attend pas des élèves un progrès que jusqu'à présent on a cru irréalisable. Cette opinion, trop longtemps accréditée, vient enfin de recevoir un premier démenti dans l'établissement de Quatre-Mares. Comme il n'est pas de petite découverte, quand il s'agit de soulager des êtres souffrants, celle qui nous occupe mérite à coup sûr d'être vulgarisée ; l'histoire des doutes, des tâtonnements par lesquels elle a dû passer, ne peut pas être inutile à raconter et se présente d'ailleurs comme le complément indispensable de l'exposé que je viens de faire.

III

En 1857, M. Goubot, surveillant en chef, demanda des leçons à M. Briens, pour lui-même et pour douze gardiens environ qui possédaient déjà quelques notions musicales. M. Briens s'était déjà fait honorablement connaître par son enseignement dans les écoles des Frères de la Doctrine chrétienne. Le choix du surveillant en chef de Quatre-Mares ne pouvait donc être plus judicieux. Mais l'inexactitude des élèves, provoquée soit par l'inconstance de leur goût, soit par des changements de position, vint paralyser tout progrès et s'opposer à toute organisation convenable de la fanfare qu'on désirait établir, autant pour l'agrément des malades que comme moyen de discipline plus efficace et plus doux. C'est alors que le professeur découragé eut la pensée, pour avoir des élèves à poste fixe, d'admettre gratuitement à ses leçons quelques aliénés. Il avait mesuré toutes les difficultés de l'entreprise; néanmoins, poussé par un secret pressentiment du succès, il était décidé à la tenter. L'autorisation de M. le docteur Duménil, directeur de Quatre-Mares, était nécessaire ; elle ne fut pas refusée. M. le directeur, qui est toujours à la recherche d'une amélioration nouvelle dans le sort des malades confiés à ses soins, n'était pas homme à repousser la proposition désintéressée de M. Briens. Grâce à son esprit ennemi de la routine et du parti pris, mais sans avoir plus de confiance qu'il ne fallait, il ne crut pas devoir mettre des entraves à un essai dont le but était généreux et dont le résultat pouvait bien, après tout, n'être pas aussi chimérique qu'on était en droit de le supposer.

Les leçons commencèrent : d'abord elles furent courtes et se bornèrent à quelques explications théoriques qu'il fallait faire comprendre et surtout faire retenir ; souvent on bâtissait sur le sable ; la notion fondamentale qu'on avait cru fixée dans la mémoire était oubliée le lendemain. Pour dissimuler l'aridité des principes élémentaires, autant que pour éveiller la curiosité de l'élève, on se servait de comparaisons excentriques, mais toujours ingénieuses, qui finissaient par inculquer d'une manière sûre la règle, objet de la leçon. Tout signe d'impatience ou de découragement devait être interdit au professeur, sous peine de manquer le but. Une douceur attractive, un esprit vif toujours prêt à saisir le moment opportun pour introduire le germe de l'idée, une grande variété dans les démonstrations pour rendre la leçon agréable et pour ne pas lasser l'attention, en un mot un dévoûment sagace et infatigable, voilà les seuls auxiliaires que M. Briens pouvait mettre au service de sa volonté, ou plutôt de sa passion à chercher la solution du problème qu'il s'était posé. Je dois dire ici qu'il fut admirablement secondé par M. Goubot, un de ses élèves, le mieux pénétré de sa méthode, et dont l'instruction avancée lui permit de s'établir répétiteur des commençants. Par sa position de surveillant en chef, par son expérience du caractère particulier des malades, et aussi par la sympathie qu'il leur inspire, M. Goubot était plus à même que tout autre d'apporter un concours utile à l'œuvre délicate de M. Briens, et si cette œuvre a pu être menée à bonne fin, il a droit à une large part dans ce succès, part qui, du reste, lui est faite par les élèves et par le professeur lui-même.

Enfin, au bout de trois mois consacrés à la lecture de la musique, à l'étude de la valeur des notes, de la mesure, et aux gammes sur les instruments, le maître et le répétiteur purent se convaincre qu'ils n'avaient pas perdu leur temps; et le jour où quelques malades se trouvèrent en état de faire leur partie fut pour eux un beau jour. La seule récompense qui leur tînt au cœur était venue ; les premiers obstacles étaient franchis ; le problème était résolu. Il était donc logique de ne pas s'arrêter en si beau chemin.

Jusqu'alors on s'était servi d'instruments pris à loyer ; il importait que chaque exécutant eût à l'avenir un instrument qui fût sien. C'était à l'administration de le lui fournir. Sur la demande de M. Duménil, directeur, qui avait jugé cette première épreuve comme décisive, elle ne recula pas devant l'achat de tous les instruments nécessaires à la composition d'une fanfare complète. Par cette dépense qui était considérable, elle applaudissait aux efforts persévérants de MM. Briens et Goubot, elle donnait à ces modestes initiateurs un encouragement officiel qui enflamma leur zèle et accrut leur courage. Au petit noyau d'exécutants pouvant déjà figurer dans un morceau d'ensemble, on en joignit successivement d'autres que l'exemple entraînait, et au bout d'un an la fanfare comptait vingt instruments tenus par des malades. Elle en compte maintenant dix de plus et se trouve avoir atteint les proportions d'un orchestre de ce genre.

Les leçons et les répétitions continuent avec plus d'entrain que jamais ; on exerce de nouvelles recrues pour remplir les vides que peut occasionner d'un moment à l'autre l'absence ou la maladie ; chez les élèves déjà formés, sans songer toutefois à en faire des virtuoses, on entretient, on augmente les connaissances acquises. Plus ces derniers avancent dans leurs études, plus ils deviennent ardents et dociles; ils sont si bien préparés qu'aujourd'hui quatre ou cinq leçons leur suffisent pour se pénétrer du caractère et du rhythme d'un morceau, et pour l'exécuter d'une manière satisfaisante (1). Cela n'a rien d'étonnant, si l'on veut bien se souvenir de la place immense que la musique occupe dans leur affection. L'heure de la leçon est pour eux le moment le plus attendu comme le plus heureux de la journée; pour s'y rendre, ils quitteraient tout, même leur repas; la défense d'y assister, ils la considèrent comme la punition la plus dure qu'on puisse leur infliger. Il

---

(1) Pour raviver mes impressions et compléter mes renseignements, j'ai fait une seconde visite pendant laquelle je n'ai pas été moins émerveillé qu'à la première. J'ai assisté à une seconde répétition de morceaux nouveaux arrangés par M. Briens. C'étaient le chœur des soldats de l'opéra de *Faust*, la marche du *Prophète*, *Eva*, polka charmante de M. le marquis de Loraille, que j'avais déjà entendu exécuter l'année dernière aux soirées de l'Exposition régionale. J'ai remarqué là ce qu'on remarque à toutes les répétitions, c'est-à-dire des indécisions, des fautes provenant d'une étude insuffisante; mais je suis persuadé que les morceaux que je viens de citer seront sus en peu de temps, et de manière à occuper une bonne place dans le répertoire déjà nombreux de ce petit orchestre.

n'y a pas à craindre qu'ils égarent ou brisent leur instrument ; ils en ont au contraire un soin minutieux et le maintiennent constamment en état de propreté aussi bien que pourrait le faire un artiste possédant toute sa raison. Ils semblent lui avoir voué une reconnaissance toute spéciale pour le bonheur qu'ils en retirent. Puisqu'il est prouvé qu'ils connaissent ce charme indéfinissable qu'on éprouve à faire de la musique d'ensemble, pourquoi leur serait-il impossible de l'apprécier comme un bienfait? Sur ces êtres malheureux dont les facultés ont perdu l'équilibre qui fait la santé morale, qui sait l'effet que peut produire cette langue musicale, la seule qu'ils puissent parler *raisonnablement?* Les jouissances inconnues qu'ils lui doivent ne sont-elles pas de nature à opérer une diversion salutaire, à calmer ou à rendre moins fréquents les accès du mal et à devenir, par cela même, quelquefois une cause de guérison? Une passion inoffensive comme celle de la musique, qui vient apporter la vie et l'intérêt au milieu de la monotonie dans les habitudes, qui pour quelques heures ramène l'entendement dans une voie normale, ne peut-on pas la comparer à ces fleurs qui croissent au milieu des ruines, embellissent la demeure de l'indigent ou décorent les vieux murs d'une prison? Oui, certainement. Grâces soient donc rendues à ces obscurs ouvriers qui sont parvenus à faire éclore, sur le terrain aride de Quatre-

Mares, la fleur de la consolation et de l'espérance. Ils ont rendu un grand service non-seulement à leurs élèves, mais encore à tous les malades de l'établissement, qui prennent un vif plaisir à écouter ces petits concerts dont l'écho vient les distraire et les charmer au milieu de leurs souffrances ou de leurs travaux.

IV

Il reste donc acquis que l'asile de Quatre-Mares est doté aujourd'hui d'une institution dont les autres asiles, pas même ceux de Paris, n'ont encore eu l'idée, c'est-à-dire d'un enseignement régulier et *méthodique* de la musique instrumentale. Je revendique la priorité de ce fait pour cette maison, qui comme celle de Saint-Yon, passe à bon droit pour un asile modèle. C'est à ce titre qu'elle est souvent visitée dans un but d'observation par des médecins français et étrangers. M. le directeur ne manque jamais de faire entendre à ces derniers sa fanfare, qui a le privilége d'exciter chaque fois leur surprise et leur admiration. Parmi ces appréciateurs distingués s'il fallait citer des noms connus, nous citerions M. Parchappe, aujourd'hui l'un des inspecteurs généraux des asiles d'aliénés, un des premiers partisans de l'introduction de la musique dans les asiles, qui a adressé au petit orchestre de Quatre-Mares, ainsi qu'à ceux qui l'ont créé, les plus honorables félicitations, et qui ne manquera pas de recommander ailleurs une création semblable. M. le baron Leroy, sénateur, préfet actuel de la Seine-Inférieure, qui a vu naître cet établissement sous son administration, qui en a encouragé le développement et les progrès par tous les moyens dont il dispose, et avec cette constante sollicitude qu'il apporte aux intérêts de tout ordre, n'a pu également, sans éprouver une vive sympathie, être témoin des résultats obtenus par M. Briens et lui en a exprimé sa profonde satisfaction, ainsi que les membres du conseil général dans l'avant-dernière visite annuelle qu'ils ont faite à Quatre-Mares.

Si la fanfare de M. Briens a conquis de si hauts suffrages, c'est qu'il était impossible que des magistrats et des médecins, qui n'ont en vue que l'intérêt public, lui fissent un accueil indifférent. Eux qui savent de combien d'influences difficiles à réunir dépend la guérison des malades, combien il faut tenir compte de la nature du régime, du choix de l'habitation, du tact et de l'exactitude des gardiens, du genre de travail et de récréation, ils n'ont pu constater, sans y applaudir, cette importante victoire remportée par la musique sur des intelligences déchues. Cette victoire, à y bien regarder, sanctionne la bonne direction des soins physiques et moraux donnés aux aliénés. Si le professeur avait eu à former des élèves mal logés, mal nourris et maltraités de toutes façons, aurait-il osé seulement rêver un succès ? N'est-ce pas au contraire le bien-être dont jouissent ces élèves, qui donnant à leur esprit un calme relatif, les a bien disposés à entreprendre et à continuer avec fruit une étude qui est devenue un aliment nécessaire à leur imagination ? S'ils sont dociles, c'est que, dans ce local si bien approprié à leurs besoins, tout les invite à la paix, à la résignation. Pour obtenir de leur réflexion et de leur mémoire des efforts suivis, on n'emploie que des paroles d'encouragement, qui stimulent leur amour-propre, la fibre sensible chez le plus grand nombre. C'est en les entourant de toutes les précautions que prescrit la science et qu'inspire la pitié qu'on essaie de les faire remonter au rang qu'ils ont perdu, et que l'on réussit souvent.

Il y a vingt ans à peine, la terreur, les punitions brutales, l'insalubrité de l'habitation, la mauvaise qualité de la nourriture figuraient parmi les agents thérapeutiques ; le séjour dans une maison d'aliénés était avec raison envisagé comme un enfer anticipé. On était loin alors de songer à la musique comme moyen de soulagement et de guérison. Aujourd'hui ces restes de barbarie dans le traitement des maladies mentales ont à peu près disparu, en France comme en Angleterre ; sous ce rapport l'asile de Saint-Yon, par les soins de M. Morel, est véritablement transformé depuis quelques années.

Si l'enseignement *méthodique* de la musique instrumentale a pu s'implanter à Quatre-Mares, on doit considérer cet heureux événement comme un pas de plus dans la voie du progrès et l'attribuer à l'ensemble des conditions favorables où se trouvent les élèves, conditions qui ont aidé le professeur dans sa tâche ardue, et lui ont ainsi permis de servir la cause de l'humanité.

(*Extrait de la* Chronique de Rouen *du jeudi* 8 *novembre* 1860.)

Rouen. — Imp. Giroux et Renaux, rue de l'Hôpital, 25.

www.ingramcontent.com/pod-product-compliance
Lightning Source LLC
Chambersburg PA
CBHW060919050426
42453CB00010B/1818